DU

ROLE DES SENS

EN MÉDECINE

PAR

J.-F. LABORDERIE

DOCTEUR-MÉDECIN DE LA FACULTÉ DE PARIS,
[illegible] ÉLÈVE DES HOPITAUX DE BORDEAUX ET DE PARIS,
EX-MÉDECIN ADJOINT DE L'ADMINISTRATION DU CHEMIN DE FER
AU CHANTIER DU GRAND VIADUC DE LA GARTEMPE.

BELLAC
IMPRIMERIE THÉOPHILE CLOCHARD.

1855.
1856

A M. le Dr J.-P. TESSIER, Médecin de l'Hôpital Beaujon (Paris).

Mon cher et très honoré Maître,

J'ai quitté Paris depuis quelque temps, mais j'ai emporté le germe des grandes vérités que vous vous plaisez à inculquer à vos jeunes disciples. Élevé d'abord parmi les Organiciens des plus connus, j'étais du monde des plus incrédules, quand vos paroles, vos raisonnements, vos résultats, sont enfin venus m'ouvrir les yeux. Déjà, rien n'existait plus, en Médecine, au delà des sensations ; tout n'était plus pour moi que matière. En continuant plus long-temps dans une direction si fausse, les derniers souvenirs religieux de mon éducation maternelle se fussent bientôt éclipsés, tant le mal va vite en ce monde! Est-il possible, en effet, de croire et de ne pas croire tout à la fois? Rejeter un don de Dieu, n'est-ce pas les rejeter tous!

Mais la Providence m'a conduit assez tôt entre vos mains, et je me suis promptement attaché à vos Doctrines comme étant les seules vraies et l'unique planche de salut. J'ai compris que se servir exclusivement de ses sens pour tout voir, tout expliquer, tout scruter, dans la nature intime des choses, c'était vouloir tout nier!

C'est donc à vous que je dois toutes mes convictions; c'est vous qui m'avez retiré du matérialisme! De sceptique, vous m'avez fait croyant! Merci, mon Maître.

Trop jeune et trop faible encore pour me soutenir seul et voler de mes propres ailes, permettez-moi de venir, de temps en temps, me retremper à la source de la vérité et vous demander des conseils.

Ce résumé, qui m'a paru renfermer les principes que j'ai sucés dans votre service d'hôpital, à vos conférences de famille, dans vos ouvrages, je viens le soumettre à votre avis et à votre approbation. Si je n'ai pas su éviter les écueils, si j'ai commis quelque écart, soyez assez bon, mon Maître, pour sauver encore votre élève et le remettre dans la bonne voie.

J'ai cherché à prouver l'existence de la Médecine comme Science, en établissant son objet, les Maladies, essences immuables; et son but, la Thérapeutique! J'y suis parvenu, je crois, en rendant aux sens le rôle qui leur appartient!

AUX LECTEURS

« La parole est le bien de tous. Malheur à qui garderait » le silence au milieu du désert en croyant n'être entendu » de personne! Tout parle et tout écoute ici-bas! (BALZAC) » Voici ce qui m'a fait prendre la plume. Il est du devoir de tous les hommes, jeunes et vieux, de chercher à porter son grain de sable pour servir à la construction du grand Édifice! Et puis, ne le devais-je pas à mes clients? Ils ne m'ont point vu élever, ils ne me connaissent pas! Chacun pourra maintenant comprendre par soi-même pourquoi je crois si fermement à la Médecine! Pourquoi, à mon avis, il n'est pas possible d'y croire en rejetant ces principes, ces idées si naturels, que nous avons sucés dès notre plus tendre enfance, au sein de la famille, et que nous avons commencé à oublier dans le Collége pour ne plus nous en souvenir au sortir des Facultés!

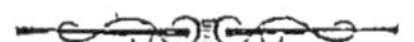

Totus homo ex nativitate morbus est!
L'espèce humaine toute entière n'est que maladie!

DÉMOCRITE.

A voir, en Médecine, ces mille systèmes différents se détruire les uns les autres, on pourrait croire que nous n'avons pas un principe stable, une vérité pour base comme dans toutes les autres sciences. Les discussions savantes de l'Académie, loin de lever le doute, ne font qu'accroître le scepticisme. Prouvons d'abord que la Médecine existe comme science, et nous aurons alors un point de départ fixe et certain. Les preuves même de l'existence de notre Art pourront, je pense, rapprocher bien des chefs de doctrine et faire cesser bien des causes de tiraillement et de doute.

N'allons pas croire que la négation de la Médecine soit seulement l'attribut de quelques esprits faibles; dans les séances de l'Académie n'a-t-on pas de tous temps nié cette science? Et s'il nous est permis aujourd'hui d'avoir des sièges à l'Institut, ne savons-nous pas à quel titre? On connaît les plaintes amères de Bordeu sur l'incertitude de son art. Hecquet disait que *les Médecins se préparent des remords pour l'avenir, et que sur leurs vieux jours ils forment une Confrérie de pénitents*. Lieutaud avoue, avec une franchise qui désespère, que *les malades doués d'une bonne constitution et qui résistent à la maladie et aux remèdes, croient bonnement devoir leur guérison au traitement quelconque qu'ils ont subi; et celui qui en était chargé se garde bien de les détromper.* M. Aubert, dans un ouvrage récent, ESPRIT DU VITALISME ET DE L'ORGANICISME, déclare que *la Médecine est, à Paris, comme l'amitié : on l'exploite plutôt qu'on ne la cultive. Et malheureusement il résulte de là que personne ne croit plus à la Médecine, ni les familles, ni les malades, ni les Médecins! les Médecins surtout!* Cependant, pourquoi notre art n'existerait-il pas aussi bien que la Chimie, la Physique, etc.? Si les Médecins varient, a dit Machiavel, la Médecine ne varie pas; elle est comme la vérité : une, simple, invariable.

Pour qu'une science existe, que lui faut-il? Un objet et un but. L'objet de la Médecine, c'est la Maladie; son but, c'est la Thérapeutique! Nous prouverons facilement l'existence de l'une et de l'autre.

En créant tout, l'Être suprême voulut que tout concourut à sa preuve : l'œuvre ne porte-t-elle pas toujours le cachet de l'ouvrier! Ce que nos sens perçoivent, ce que notre raison conçoit, étant l'ouvrage d'un seul, doit converger vers ce Créateur souverain. Toutes les sciences sont des dons de ses mains, toutes les sciences doivent lui revenir pour que nous puissions le connaître, l'aimer, le servir. Au fond de chacune, la saine raison montre partout et toujours la Divinité, que nous ne pouvons nier, mais qu'il ne nous est pas permis de définir; nous ne pouvons, hélas! embrasser l'infini! A toute science il est donc une limite, et cette limite approche de Dieu!

Nos pères du vieux temps avaient certes bien raison de tout rapporter à la Divinité; et, dans leur innocence, ils déifiaient même certains d'entre eux dont l'intelligence était supérieure. C'était rendre un hommage indirect à qui de droit; c'était reconnaître que cet homme inspiré était envoyé de Dieu pour instruire les autres. La Médecine, comme toutes les sciences, n'a-t-elle pas de ces génies? Hippocrate s'appelle aussi le *Divin Vieillard!*

Toutes les sciences se touchent donc au point de départ, elles sortent toutes de la même main; l'objet seul de chacune d'elles doit les séparer. Les unes semblent s'adresser plus spécialement aux sens, les autres plus particulièrement à la raison. Les premières sont dites positives, les dernières intellectuelles. Il ne faut donc pas suivre le même chemin pour étudier les unes et les autres. Mais comme l'homme cherche toujours à voir et à toucher, il a dû bientôt chercher à assimiler celles-ci aux premières, et la société, traversant l'âge d'or et l'âge d'argent pour arriver à l'âge de fer, a passé de corruptions en corruptions. Les sciences ont marché avec elle dans la même voie. L'homme, poussé par son orgueil, a fini par se croire le véritable Créateur; ses sens l'ont égaré, il a cru pouvoir tout avec eux, son amour-propre a été flatté, il est devenu leur esclave, il a oublié le chemin qu'avaient suivi ses ancêtres, il a laissé la Raison et pensé qu'avec ses sens il était assez puissant pour tout entreprendre, tout reconstruire; mais les sensations varient suivant les individus; chacun sera donc inventeur! N'est-ce pas le chaos? N'est-ce pas nier le passé? N'est-ce pas, par suite, nier l'avenir?

Nous verrons plus tard en quoi ces sciences, dites positives, ne le sont pas rigoureusement; nous nous bornons ici à constater que c'est devant nos yeux, sous nos mains, quand nous le voulons, que la Physique, la Chimie produisent leurs effets et leurs changements, calculés ordinairement à l'avance. Nous en sommes presque les maîtres! Il n'en est pas ainsi en Philosophie, en Religion, en Médecine. C'est par la raison que nos convictions se fortifient; c'est notre intelligence qui nous fait chercher et découvrir ce que Dieu, dans sa bonté, veut bien laisser arriver jusqu'à nous pour notre utilité. Livrer aux sens seuls ces dernières sciences, n'est-ce pas les confier à l'arbitraire? Et l'homme, qui ne peut faire ployer un chiffre à ses désirs, va façonner selon ses besoins ce que ses sens ne peuvent toucher?

Sans doute, nous constatons à tout moment que la Vie, l'Ame, la Maladie ne sont pas de simples fictions; mais est-il en notre pouvoir de l'empêcher? Pouvons-nous faire naître ou cesser, à notre gré, ces phénomènes irrécusables, visibles pour tout le monde, même pour les aveugles? Et parce que ces phénomènes ne sont pour nous que la manifestation d'essences immuables et immatérielles, qu'il ne nous est pas donné de comprendre complètement dans leur nature intime, notre orgueil est froissé. Nous discutons tout d'abord et la négation suit bientôt. C'est que nous nous sommes échappés alors de la main de celui qui dirige tout ici-bas. N'en est-il pas ainsi partout? Bayle, en rapportant les travers d'esprit d'Acosta, gentilhomme Portugais, s'écrie : Il n'y a personne qui, se servant de la raison, n'ait besoin de l'assistance de Dieu, car sans cela c'est un guide qui s'égare; et l'on peut comparer la Philosophie à des poudres si corrosives, qu'après avoir consumé les chairs baveuses elles rongent les chairs vives, carient les os et détruisent tout si on les laisse faire. La Philosophie refute d'abord les erreurs, mais si on ne ne l'arrête point, elle attaque les vérités, brouille, dénature tout, et ne laisse rien après son passage. Ne reconnaît-on pas ici ce qui est arrivé en Médecine? Les Physiciens, les Chimistes devinrent les Médecins; ils étouffèrent le *Quid divinum* d'Hippocrate et oublièrent la Tradition; à tel point, que l'astronome Laplace fut le seul qui se leva à l'Académie, non pour soutenir notre art qu'il ne connaissait pas, qu'il n'admettait pas plus que ses collègues, mais pour demander qu'on ouvrît cependant la porte de l'Institut aux

Médecins dans l'intérêt de l'Humanité et pour leur apprendre à rebâtir une science médicale de toute pièce.

Le monde entier était depuis long-temps sous une influence matérielle complète; on ne croyait plus qu'aux sens. Tous les savants s'étaient mollement bercés dans cette illusion; ils suivaient le torrent, rien ne les retenait plus, et tout ce que les sensations ne pouvaient confirmer ne devait plus être une réalité. Cette dépravation des classes instruites pénétra jusque dans les classes inférieures. Voici pourquoi les théories du matérialisme furent accueillies partout avec d'autant plus de faveur que le peuple était mieux préparé à les recevoir. En effet, avec une telle disposition des esprits, rien n'est plus intelligible, rien n'est plus commode qu'une doctrine toute matérielle, toute de sensualisme moral et intellectuel. La spéculation et l'égoïsme créèrent alors des génies du moment.

Les Physiologistes donnèrent à leurs théories intellectuelles, pour fondement unique, le phénomène de la sensation. Ils expliquèrent tout par le jeu de l'organisme, déclarèrent que l'Ame est un vain terme dont on n'a point d'idée (Lamétrie); que le cerveau digère la pensée, comme l'estomac et les intestins digèrent les aliments (Cabanis); que la liaison de nos idées n'est que la liaison mécanique ou chimique des mouvements organiques (Destust Tracy); que nos penchants déterminés, nos goûts, notre état moral, nos facultés intellectuelles, ne résultent que de fonctions d'une foule d'organes dont notre cerveau est composé (Gall), etc., etc. Ces théories n'étaient-elles pas le digne pendant des maximes morales d'Helvétius : *Nous n'estimons dans les autres que ce que nous avons intérêt à estimer. — Nous n'appelons probité dans les autres que les actions qui nous sont utiles, etc., etc.?* Les conséquences en furent désastreuses; tout le monde laissait libre cours à la fougue des passions et ne trouvait alors rien de plus agréable que de déclarer qu'on n'était pas plus coupable envers la société d'une méchante action qu'on ne l'est d'avoir une mauvaise constitution. Vous le voyez, le mal était général et ne formait partout qu'un anneau d'une même chaîne!

Cependant, il faut être juste, la Médecine fut cette branche des connaissances humaines qui se gangrena la dernière. Si la tradition s'était jusqu'alors conservée tant soit peu chez la plupart, si un grand nombre de Médecins juraient encore par Hippocrate sans en admettre *in pecto* toutes les tendances, ils n'avaient pas osé, jusqu'à ce moment du moins, lever complètement le masque. Mais le contact journalier et continuel avec le matérialisme le plus déhonté finit par les corrompre, tant il est vrai que l'exemple est contagieux. Les proverbes, surnommés les vérités des nations, confirment cette manière de voir : *Dis-moi qui tu suis, je te dirai qui tu es!*

Je me trouve donc dans le vrai en disant, comme mon maître : Ce sont les mauvaises Sociétés qui engendrent les mauvaises Doctrines. Et le comte J. de Maistre, à propos des gouvernements, a fait une réflexion judicieuse qui s'applique à beaucoup d'autres choses: « Les peuples ont le gouvernement qu'ils méritent! » Moi j'ajoute : Ils ont la Médecine qui leur convient. Lorsque la chair corrompt les voies, selon l'expression de l'Ecriture, les esprits s'affaissent, la population s'amoindrit, les vices pullulent, et avec les vices tous les désordres politiques et scientifiques. « Notre art est, pour les malades, ou une bénédiction ou une malédiction. La société rationaliste a été livrée pieds et poings liés à la Médecine rationaliste qu'elle avait produite, et je dois déclarer, en mon âme et conscience, que je ne puis pas imaginer un plus grand fléau pour un peuple. Broussais disait : Ma doctrine n'est que le libéralisme en Médecine. Eh bien! l'on sait aujourd'hui les ravages que les sangsues, la diète et l'eau chaude ont fait dans la France libérale.» (TESSIER. — *De l'Enseignement de la Médecine en France.*)

A chaque révolution sociale correspond une nouvelle ère pour notre art; à chacune, on dénature le passé, croyant mieux faire; on finit par l'oublier; on le combat d'abord, puis, chose étonnante, on se déclare bientôt vainqueur soi-même; souvent on n'a même pas besoin de l'avis de ses collègues, on est tout seul de son côté. Peu importe, on a créé une nouvelle hypothèse, on a nié le passé; une nouvelle hypothèse dût-elle venir détruire celle-ci le lendemain, on aurait déjà bien travaillé, un nouveau coup aurait été donné contre le grand édifice médical. Peut-on avoir une autre idée en voyant un spectacle si alarmant. N'est-ce pas aussi la pensée de l'illustre professeur Bérard quand il dit : « Les autres sciences sont achevées, et j'oserai dire parfaites, du moins dans la plus grande partie de leurs dogmes; on les accroit par de nouvelles vérités qui ne dérangent en rien l'ensemble des vérités déjà acquises, et les nouvelles découvertes viennent se placer à côté des vérités déjà anciennes. En Médecine, au contraire, aucune partie n'est achevée à proprement parler; les vérités les mieux affermies semblent être ou sont réellement menacées par les vérités nouvelles. — Chaque nouvelle pierre qu'on ajoute ébranle un édifice qui n'a rien de fini et qui peut recevoir dans tous les points des pièces de rechange (*Esprit des Doctrines médicales*, p. 94).» N'est-ce pas un aveu bien dur contre la tradition médicale? N'est-ce pas sa négation formelle?

Le *Quid divinum* d'Hippocrate (il y a quelque chose de divin dans les Maladies), proclamé à une époque religieuse, est bientôt mis de côté; cette pensée si profonde est bien vite oubliée. C'est que la société passe à la corruption. Galien lui-même ne fut point aussi inspiré que le Vieillard de Cos, et ses écrits le disent bien assez haut. Cependant, si l'on a cherché depuis à le faire passer pour le premier des Localisateurs, des Organiciens, je crois, avec M. le docteur Bazin, que l'on est dans l'erreur. Ce grand homme, en effet, ne repoussait pas la Maladie en tant qu'unité morbide; il ne confondait pas la Maladie ou le νοσος avec la Souffrance ou le παθος. Seulement il était venu six siècles plus tard que le père de la Médecine. « La lumière supé- » rieure ne guidait plus les esprits des disciples d'Hippo- » crate. Galien lui-même ne fut point suffisamment éclairé... » Mais la Médecine avait dégénéré comme la Société : la » dissolution romaine atteignait les arts, les sciences et les » lettres. Sur ces entrefaites, des épidémies éclatent à » Rome; indignes de leur mandat, les Médecins abandon- » nent les malades et cherchent, par une fuite honteuse, » à conserver une vie déshonorée. Les Médecins païens » ont donc abdiqué. (C'est qu'ils n'avaient pas ce qui » donne le courage). Les cris des malheureux, abandonnés » par leurs Médecins, sont entendus jusque sous terre, et » soudain l'on voit sortir des catacombes une foule de » gens inconnus qui se précipitent vers le chevet de la dou- » leur et de la mort, prêts à partager l'une et l'autre avec » joie, avec transport; on les appelle des *Parabolins* (gens » pleins de sainteté et de dévouement). Mais ce n'est pas » assez pour l'art médical que la charité poussée jusqu'à » l'héroïsme, jusqu'au martyr : *ardere parum*. Le paganisme » avait prouvé l'autre proposition : *lucere vanum;* il fallait » donc arriver à la troisième condition posée par saint » Bernard : *Sed ardere et lucere, multum.* Ce fut dans le » sanctuaire de l'Immolation volontaire, fondée par saint

» Benoît que la science traditionnelle fut recueillie, et non » entassée dans un grenier, comme une semence que l'on » tient en réserve, ou comme des curiosités d'un autre âge. » La science ancienne fleurit et fructifia dans ces asiles » hospitaliers... Une ère nouvelle commença. Albert-le- » Grand et saint Thomas réformèrent non seulement la » Philosophie métaphysique, mais la Philosophie naturelle, » et par conséquent la Physiologie. En établissant que l'âme » sensible (ce que nous appelons aujourd'hui la sensibilité » et l'irritabilité) a pour condition fondamentale d'action » l'organisme, saint Thomas fit comprendre qu'il fallait en » étudier les causes instrumentales dans le corps. (TESSIER. » — *Ibid.*) » L'Anatomie put être étudiée. Il ne fallait rien moins que l'influence du Christianisme pour arriver à ce but, tant était grand le respect dû aux Morts. Pour les Anciens, le contact, ou même le seul aspect d'un cadavre, imprimait une souillure que de nombreuses ablutions et une multitude d'autres pratiques expiatoires pouvaient à peine effacer.

Mais ce qui est bon dans de certaines limites doit toujours, quand on les franchit, servir à nous égarer : user n'est pas abuser. L'Anatomie parlant à nos sens devait bientôt devenir toute la Médecine. Les esprits étaient préparés, et les Maladies furent transformées en lésions. Voilà ce que les Physiciens, les Astronomes, les Chimistes, les Mathématiciens et les Géomètres ont appelé rendre cette science positive. On cria partout que la Médecine avait été basée jusqu'alors sur des préjugés et des superstitions, et qu'il était temps enfin de briser ces entraves, de conquérir sa liberté. Ces Médecins libéraux laissèrent bien loin derrière eux ce qu'ils nommèrent le fanatisme et l'erreur, et ce que les gens plus sensés n'ont cessé d'appeler la Raison et la Vérité. Ils traitèrent le Vénérable Patriarche de notre art de grand homme pour son époque et cherchèrent de nouveaux Pères à la Médecine dite moderne. Corvisart, Pinel, Broussais, oublièrent complètement le *Quid divinum* d'Hippocrate et déclarèrent que toute maladie n'est qu'une lésion d'une partie quelconque du corps. Ils n'eurent pas de peine à convaincre les esprits; Bœrrhave les avait préparés en disant : La Maladie et la cause prochaine c'est *à peu près* la même chose (*ferè*). Cette voie ouverte, le *ferè* put être employé partout, et enfin, peu à peu, on arriva à le supprimer ouvertement. Les Maladies devenant ainsi symptômes, lésion ou cause, n'est-ce pas les nier? N'est-ce pas confondre le tout et la portion, le principe et les conséquences, la cause et l'effet? L'Anatomie Pathologique, avec Bonet, Morgagni, Broussais, etc., recherche le siège et la cause des Maladies, comme on a recherché sous le scalpel la place de l'âme. Toute maladie, dit l'École Physiologique, a pour point de départ une altération organique, toute altération organique a pour cause l'inflammation. C'est assez dire, les Maladies n'existent plus; Hippocrate et tous ces génies se sont trompés, ou bien ce qui était n'est plus; *nous n'avons* maintenant *que des malades* (PIORRY) et la vie est inhérente aux organes. Voilà l'œuvre des sens! Que les temps sont changés! Le Présent détruit le Passé. Espérons mieux de l'Avenir!

Oublions un instant les Modernes, revoyons Hippocrate et nous retrouvons la Médecine avec son objet, la Maladie. Nos maîtres d'alors y croyaient fermement; et si, dans sa définition, Galien a confondu la Maladie avec la Lésion, c'est tout simplement parce qu'il n'est pas possible d'en donner une définition comprenant la nature intime. Elles seront toutes hypothétiques et doivent mourir avec leurs auteurs, tant qu'elles chercheront à expliquer ce que les hommes ne peuvent atteindre. Si, au contraire, définir n'était autre chose pour nous tous que l'énumération de l'ensemble des caractères que présente une chose, nous pourrions définir les Maladies, et nous serions dans le vrai. Dans toutes les sciences, en Chimie, en Physique, en Histoire Naturelle, partout la nature, l'essence ou l'espèce (ce qui revient au même) d'un corps, d'un principe, d'un être, ne s'explique pas, dit le docteur Davasse. Elle se détermine par ses caractères propres; voilà tout. Pourquoi ne pas faire de même en Médecine? *De multis rebus, nil aliud constat quam quædam phænomena? Cur ergo his non erimus contenti de febre?* (Plater.)

Depuis quand l'homme a-t-il été comparé à une horloge, à une machine? Ce n'est certes pas Hippocrate, ce génie inspiré, qui a établi une pareille hérésie. Si ses disciples, et plus tard Galien, eussent imité le divin Vieillard de Cos, ils n'eussent point mérité toutes les critiques qu'ils se sont attirées; Galien n'eût point été regardé comme le père et le premier des Organiciens. Si ce dernier a prétendu que *la Maladie est une disposition* (διαθεσις), *une affection contre nature des parties du corps, qui empêche premièrement et par elle-même leur action,* il savait cependant que dans une même maladie il pouvait y avoir plusieurs lésions; il savait aussi qu'il est des fièvres dont les altérations et le siège ne peuvent être trouvés par les sens. N'est-ce pas là ce qui fit qu'il attribuât la cause prochaine des fièvres éphémères au trouble des esprits? Esprit et matière ne sont pas la même chose; donc, l'homme a plus qu'un corps; donc, il n'est point une horloge, un assemblage de mécanismes! Non, la maladie ne peut être comparée à une entrave quelconque dans un rouage; non, la vie n'est point inhérente aux organes!

Si c'est là le caractère de la Médecine contemporaine; si, depuis une vingtaine d'années, on a cherché à toute force et cru trouver le moyen *de circonscrire le siège et la raison de la maladie à une portion de l'organisme, cette méthode localisante organique achève en ce moment sa carrière sous le microscope.* Or, une chose quelconque qui achève sa carrière est une chose qui passe et qui bientôt ne sera plus. Peut-être n'est-ce pas le sens que M. J. Guérin attache à ses paroles ; mais, pour mon compte, je crois que c'est celui qui leur convient le mieux.

L'homme a été créé avec une raison et des sens ; de ces deux choses, l'une fuit devant tous nos moyens d'investigation : c'est l'âme ; l'autre, se sent, se voit : c'est le corps. La réunion consubstantielle de ces deux antidotes forme ce que nous appelons l'homme vivant, l'homme d'ici-bas. Mais comme il n'est pas permis à la plante de comprendre l'animal, à l'animal de comprendre l'homme, le corps, armé de tous ses sens, ne peut comprendre l'âme ; ce qui est au-dessous ne peut s'élever au-dessus ! Cessons donc de chercher sous le scalpel la place que doit occuper l'âme, elle ne se trouve ni là, ni là ; elle est partout, elle ne se voit pas, elle se constate par ses phénomènes, et son existence ne peut être mise en doute. C'est là cette essence immortelle qui fait que l'homme ne peut être placé parmi les animaux ; et son corps l'empêche aussi d'être placé parmi les esprits. C'est une espèce à part, intermédiaire, et non un degré plus élevé de l'échelle animale. Les Saintes Écritures disent que Dieu fit l'homme à son image, le forma du limon de la terre et lui donna une âme pour le connaître, l'aimer et le servir. C'est donc par l'âme seulement que nous connaissons Dieu ; et nous seuls pouvons en avoir une idée. Nulle part, en effet, on ne parle ainsi des animaux, et nulle part on ne voit que le Très Haut ait créé l'homme en perfectionnant les autres êtres de la Création.

Voilà, à mon avis, la seule manière de se comprendre soi-même et de comprendre les autres ; voilà la seule manière de conserver sa dignité. Et j'ignore comment on peut arriver sur ce sujet à quelque chose de certain en désertant le drapeau du Christianisme. N'est-ce pas, en effet, la Religion qui, seule, nous donne et peut nous donner toutes les vérités de ce genre? Que serions-nous sans elle? Que saurions-nous de notre nature? Tous ceux dont l'imagination s'est crue au dessus des Saintes Écritures ne sont-ils pas tombés d'hypothèses en hypothèses jusqu'à nier tout! Il faut donc que la Médecine soit chrétienne: *Médicina sit Christiana.*

Aussi allons-nous raisonner comme Médecin chrétien et admettre sans discussion ce que l'Histoire Sainte nous a transmis. Mon rôle n'est point ici d'entamer des questions religieuses, je sortirais de mon sujet. Je laisse au gens spéciaux de réfuter les mille objections que l'esprit du mal peut susciter; ils le feront d'autant mieux que leur talent est poussé par la conviction et la vérité. En ce moment, j'établis que quiconque croit en Dieu doit croire à la parole de ce divin Maître. Pourquoi s'estimer au dessus des Pères de l'Église, des Bossuet, etc.? Nous devrions, au contraire, nous regarder bien heureux de pouvoir, par ce petit côté, ressembler un peu à ces génies véritables. Mais que peut-on attendre des admirateurs de Voltaire, qui prennent pour devise ces paroles du Maître: *Vous ne devez rien croire, vous devez savoir ou douter*. Balzac n'est pas de cet avis : Croire dit-il, c'est sentir. Pour croire en Dieu, il faut sentir Dieu. Ce sens est une propriété lentement acquise par l'être. Plus l'on croit, plus l'on sent le besoin de croire. La pensée, faisceau des rapports que vous apercevez entre les choses, est une langue intellectuelle qui s'apprend, n'est-ce pas? La croyance, faisceau des vérités Célestes, est également une langue, mais aussi supérieure à la pensée que la pensée est supérieure à l'instinct. Cette langue s'apprend. Vous le voyez, il est des choses qu'il faut croire; et si nous ne pouvons nous y résoudre, c'est qu'il nous manque un sens.

Partons donc de ce principe certain, que notre premier père fut créé dans une perfection bien au dessus de la nôtre : il ne pouvait ni être malade ni mourir. Dans *la Sagesse*, (chap. II, v. 23, etc.), nous lisons que Dieu créa l'homme immortel, le fit pour être une image qui lui ressemblât. Mais la mort est entrée dans le monde par l'envie du Diable. Ce n'est point Dieu qui l'a créée, c'est Adam qui l'appela en oubliant son devoir. Et alors le Très Haut le condamna, lui et tous ses descendants, aux peines et aux labeurs, aux maladies et à la mort. La vie de l'homme sur la terre est une guerre continuelle, et ses jours sont comme les jours d'un mercenaire. Né de la femme, vivant très peu de temps, il est rempli de beaucoup de misères (1); tous ses jours, sont pleins de douleurs et d'amertumes; et même pendant la nuit il n'a point de repos dans son âme. Une grande et inquiète occupation a été destinée d'abord à tous les hommes, et un joug pesant accable les enfants d'Adam depuis le jour où ils sortent du ventre de leur mère jusqu'au jour de leur sépulture, où ils rentrent dans la mère commune de tous (2). Et c'est le péché qui en est cause : *Peccati stipendium mors* (3). La maladie et la souffrance sont donc une punition pour jamais infligée à toute la race humaine sans exception. La preuve en est continuelle, à tout instant nous le constatons, et notre propre nom ne l'indique-t-il pas? *Enos*, homme, vient d'*anash*, être dangereusement malade, et rappelle d'une manière bien éloquente, dit Chateaubriand, et la faute et le châtiment. Sauf l'explication chrétienne, n'est-ce pas la même pensée que l'on trouve dans Démocrite : *Totus homo ex nativitate morbus est* (l'homme tout

(1) Job, ch. VII, v. 1, ch. VIV, v. 1.
(2) Eccl., ch. II, v. 23, ch. XL. v. 1.
(3) Saint-Paul.

entier n'est que maladie); c'est elle aussi qui est complétée par le *Quid divinum* d'Hippocrate (Il y a quelque chose de divin dans tous les maux).

Sans doute, les Maladies ne peuvent être des caractères essentiels de la nature humaine; Dieu n'a point créé la mort et il ne se réjouit point de la perte des vivants; il a tout créé pour subsister. Toutes les créatures étaient saines dans leur origine, il n'y avait en elles rien de contagieux ni de mortel, et le règne des enfers n'était pas alors sur la terre, car la justice est stable et immortelle; mais les méchants ont appelé la mort à eux par leurs œuvres et leurs paroles (1). Donc, la Maladie est un accident; mais un accident fatal que l'on ne peut fuir, car ils n'est rien qui puisse échapper à la Justice Divine. « Si maintenant nous prenons « l'homme tel qu'il est, dit M. Tessier (2), dans sa dé- » gradation, si nous n'envisageons plus la nature humaine » d'une manière abstraite, si nous l'étudions dans sa » réalité, dans le fait; en un mot, dans l'espèce humaine, » les Maladies deviennent alors un caractère essentiel de » notre être... En effet, dans le règne animal tout entier » l'homme seul est sujet à une classe de Maladies qu'on » appelle les Fièvres; de telle sorte que les maladies de » l'homme forment pour lui un caractère zoologique de » quelque importance... Cela nous explique pourquoi les » Maladies sont inégalement réparties entre les individus » de la famille humaine. Les Maladies ne sont point inhé- » rentes à la nature humaine, et parconséquent elles ne » peuvent saisir l'individu que par accident; mais, atta- » chées à l'espèce comme caractère essentiel, elles le sai- » siront fatalement. Il en est des Maladies comme du » défaut de l'intelligence : nous en avons tous, mais nous

(1) Sap., ch. I, v. 13-14.

(2) Etudes de Médecine générale.

» n'avons pas les mêmes. » Voilà donc l'objet de la Médecine établi; voilà un fondement solide, un point de ralliement pour toutes les discussions.

Envisager la Maladie de cette façon, n'est-ce pas poser son essentialité, son immutabilité? Oui, les maladies sont des essences invariables; elles ne peuvent changer et leur nombre est limité. Quel est le Médecin qui puisse nier qu'elles soient immuables? De tous temps n'a-t-on pas admis cette vérité? Bordeu s'exprime ainsi : Il ne faut pas prétendre changer l'espèce de la Maladie, qui est immuable comme les plantes et leurs semences. Zimmermann *(Traité de l'Expé.)* dit aussi que les espèces des Maladies sont aussi constantes que les espèces des plantes. Enfin, comment le passé médical pourrait-il être en rapport avec le présent et l'avenir si les Maladies pouvaient ne plus être les mêmes? Pourquoi les descriptions d'Hippocrate sont-elles semblables, moins les explications, à celles du temps de Galien, à celles de notre époque, à celles qui nous succéderont? N'est-ce pas encore sur l'immutabilité qu'est basée la statistique? « Je soutiens d'abord, dit Galien, que celui qui ne sait pas par méthode le nombre des Maladies bronchera dès les premiers pas qu'il fera dans la Médecine. » Si les noms des Maladies changent, les descriptions ne changent pas, et l'on reconnaît toujours la même essence morbide sous un nom différent. Du temps d'Hippocrate, comme de nos jours, les Maladies n'ont jamais cessé d'être les mêmes. Des noms nouveaux ont sans doute été donnés à des maladies nouvelles; mais, comme dit mon maître, ces noms sont restés ce qu'ils ont été dès l'origine. La bibliographie en fait foi.

Si, comme il est vrai, l'homme est condamné à manger son pain à la sueur de son front; s'il est né pour le travail et la douleur, il doit souffrir, être malade et mourir; la

Maladie se trouve donc, ainsi que la vie, être une nécessité. Et Condorcet n'a pas raison de prétendre qu'à force de soins et d'hygiène *la mort ne sera plus que l'effet ou d'accidents extraordinaires ou de destructions plus ou moins lentes des forces vitales*.

Ce n'est pas que je nie les causes extérieures. Si je ne dis pas, avec bien d'autres, que la chaleur, les fatigues, l'ombre, le soleil, le vent, le froid, le sec, l'humide, les privations, les veilles, etc., nous donnent seuls les maux qui nous affligent, je ne doute cependant pas de leur influence. Mais pour qu'une cause soit réellement cause, ne faut-il pas qu'elle produise toujours le même effet? On entend par cause, dit Barthez, ce qui fait que tel phénomène vient toujours à la suite de tel autre, ou ce dont l'action rend nécessaire cette succession qui est d'ailleurs supposée constante (1). Pourquoi, si nous n'étions pas dans le vrai, pourquoi, sur vingt individus qui se précipitent bouillants dans une rivière, ne s'en trouve-t-il pas deux souvent qui soient malades de la même manière? L'un aura une pneumonie, un autre un rhumatisme, un troisième un mal de dent; ici une pleurésie, là une fièvre, celui-ci une fluxion, celui-là rien du tout, etc., etc. C'est que la cause réelle, la cause efficiente n'est nullement l'impression du froid sur le corps en sueur; elle tient à notre prédisposition. Les Maladies ne nous viennent donc pas de l'extérieur. Les agents de la création qui nous entourent sans cesse ne peuvent jamais être autre chose que des causes secondaires, occasionnelles. Voilà le seul rôle qui leur convient. N'est-ce pas assez dire, avec tout le monde, qu'il ne faut pas s'exposer? N'est-ce pas reconnaître la vérité du proverbe : *Qui se plaît dans le péril, succombera dans le péril.* Mais c'est aussi confesser

(1) Science de l'Homme, p. 5.

que ce péril peut nous tuer de bien des manières qui ne dépendent pas de lui.

Quelle est donc la cause véritable, la cause efficiente? Comme la Maladie, elle échappe à nos sens, elle est une essence aussi elle, elle a la même origine : dégradation de notre nature corporelle. Si nous voulons avancer plus avant dans la connaissance de la nature intime de cette essence, comme toujours « nous trouvons, dit mon maître (1), les » colonnes qui séparent l'homme de Dieu, la raison bornée » de l'intelligence infinie. Remarquons bien qu'il en est » pour notre esprit du mystère de la transmission du péché » originel comme il en est de la lune pour notre vue, lorsqu'elle se montre sous la forme d'un croissant. Par un » côté, l'astre brille à nos yeux et projette sur nous sa lumière; par l'autre côté seulement il nous échappe et ne » nous éclaire point. De même pour le mystère : dans un » sens il est impénétrable, et notre esprit ne comprend rien » de ce côté, qui est obscurité; mais, dans l'autre sens, il » est tout de lumière, il nous fait comprendre pourquoi » l'enfant souffre dès le sein de sa mère, pourquoi l'homme » tout entier n'est que maladie; il nous dévoile la loi du » travail, de la souffrance, le rapport du mal moral avec le » mal physique, enfin la solidarité des peines parmi les » hommes. »

Je le répète, la cause efficiente tient à notre prédisposition. Nous avons, en effet, remarqué que dans certaines races les types se conservent, que dans certaines familles les ressemblances physiques se transmettent; le teint du Nègre, la forme de sa tête, les yeux du Chinois, le nez du Bourbon, n'en sont-ils pas des preuves? Il en est de même des causes et par suite des Maladies elles-mêmes. Ce sont là les prédispositions, fatal héritage que nous lèguent nos

(1) Etudes de Méd. gén. (Tessier).

parents. C'est de notre premier père que nous tenons toutes les maladies, c'est dans les familles que se propagent les prédispositions. De là deux espèces de santé, la santé humaine, la santé individuelle. Pour mieux faire comprendre ma pensée, je dirai qu'il en est chez l'homme comme pour un piano; cet instrument se compose de bien des touches qui servent à donner bien des sons; si un enfant, une femme, un homme, un corps étranger quelconque vient à frapper sur une seule et même touche, elle rendra toujours une même note. De même ou à peu près chez nous (car une comparaison ne peut jamais être parfaite, et surtout quand on se sert de la matière pour montrer des essences), qu'une cause extérieure quelconque vienne à agir sur l'un de nous, la maladie à laquelle il est le plus prédisposé sera celle qui se développera ordinairement. Quel est le Praticien, en effet, qui n'a pas remarqué le petit nombre de maladies qui s'attaquent à une seule personne? Qui n'en pas été étonné ? A cette comparaison imparfaite, il est des exceptions : Celui qui meurt loin de son pays, celui qui s'éteint dans les prisons souterraines, celui qui succombe sous le coup de chagrins violents, tombe et passe ordinairement phthisique, sans qu'il se soit jamais rencontré quelqu'un dans ses ancêtres qui ait été frappé de cette maladie. Il en est ainsi pour les animaux féroces que l'on dépayse et à qui l'on enlève la liberté; les lions de nos ménageries ne succombent-ils pas toujours à une tuberculisation, à une phthisie? Dans les déserts de l'Afrique ils n'auraient certes pas été atteints de la sorte. Quelquefois aussi la Maladie peut se présenter sous une forme, sous une variété différente et ne pas être rigoureusement la même, c'est alors que la pratique et les antécédents sont d'une utilité incontestable et nous permettent de reconnaître tôt ou tard la vérité. Le Rhumatisme, le Rachitisme, le Scrofule ne peuvent-ils pas se montrer sous divers aspects? Tel malade qui s'est fait soigner à Saint-Louis (1) pour la Teigne et qui sort *blanchi*, va bientôt mourir dans un autre hôpital d'une fluxion de poitrine ou de toute autre affection qui dépend de la maladie teigneuse, souvent sans qu'on s'en doute.

La race humaine n'est plus un chaos d'êtres isolés allant au hasard, mais un assemblage de lignes qui se rattachent les unes aux autres et qui ne se brisent jamais d'une manière absolue. S'il est très vrai que chacun est le fils de ses œuvres, il est également vrai que chacun est le fils de ses pères, *patres et matres*. Le peuple a ses ancêtres tout comme les rois; chaque famille a sa noblesse, sa gloire, ses titres, son tempérament, sa santé. Ce n'est donc pas un honneur bien rare que d'avoir un peu de son sang dans les veines!

On peut dire, sans doute, qu'il est des causes extérieures qui produisent toujours le même effet, connu et souvent calculé à l'avance. Les médicaments eux-mêmes ne sont-ils pas tous les jours employés par les Praticiens de façon à produire des effets déterminés? Ces causes de Maladies spéciales sont des virus, des venins, des poisons. Ils peuvent être employés d'une manière criminelle ou d'une manière légitime; ici, ils sont des bienfaits; là, ils sont des crimes. Le virus variolique, le vaccin, ne devient-il pas dans les mains du Médecin un secours providentiel? L'Arsenic, qui a si souvent servi des menées coupables, n'entre-t-il pas bien des fois dans des préparations magistrales très utiles? Mais de ce côté aussi jusqu'où vont nos connaissances? Quel est le Chimiste qui ait pu matériellement différentier le pus d'une pustule de Variole d'avec le pus d'un Phlegmon simple, et ce dernier d'avec le pus syphili-

(1) Hôpital de Paris où l'on ne traite en général que les maladies de la peau.

tique? Quel est le savant qui ait pu analyser les miasmes, qui ait pu les trouver, les saisir, les voir? En quoi consistent-ils? Qu'est pour nos sens le génie épidémique? Où peut-on rencontrer la cause matérielle, sensible, des diverses épidémies? Pourquoi ceci est-il un poison, pourquoi cela est-il un aliment? Pourquoi la strychnine, la morphine occasionnent-elles des symptômes morbides particuliers, tandis que l'albumine, la fébrine, la fécule, sont des aliments indispensables? La raison de ces différences ne dépend nullement des hommes; ils ne peuvent la comprendre. Les vertus qui résident dans les divers corps nous prouvent assez que tout n'y est pas matière et que tout a été créé avec ordre et mesure. Chaque chose a son usage propre; nous pouvons, sans doute, et c'est notre devoir, en trouver l'application, mais jamais la raison, jamais le pourquoi. Si deux poisons, deux venins ne tuent pas de la même manière, qui nous l'expliquera? Probablement les hypothèses ne manqueront pas, mais le passé doit nous suffire pour l'avenir: aussitôt née, une hypothèse est remplacée par une autre, qui bientôt est détruite par la suivante. C'est un labyrinthe au fond duquel se trouve un nouveau monstre appelé le bon sens, qui les dévore toutes et les dévore toujours sans qu'il en reste trace. Si les explications sont toutes hypothétiques et fausses, les faits n'en sont pas moins vrais; ils restent au milieu de ces décombres sans avoir été le moins du monde altérés, et il sera toujours possible de les y trouver intactes. *Où en serions-nous,* s'écriait Arago, *si nous devions nier tout ce que nous ne pouvons comprendre!*

Concluons: La Médecine a son objet, la Maladie existe; c'est un châtiment qui pèse continuellement sur tout le monde, nul ne peut s'en préserver, et il ne nous vient pas de l'extérieur; c'est un être abstrait, immuable, que nous constatons tous les jours au lit du malade, mais que nous ne voyons pas, que nous ne touchons pas; c'est une essence qui ne s'explique pas dans sa nature intime, mais qui se trouve en nous pour nous prouver que rien ne peut échapper à la Justice Divine. Si nos sens veulent nous égarer, s'ils veulent dominer et diriger la saine raison, s'ils veulent tout faire par eux-mêmes, ne les suivons pas, nous avons vu ce qu'ils pouvaient nous donner. Que l'orgueil et l'amour-propre ne nous conduisent plus à l'absurde. Sans doute, il nous serait bien agréable de pouvoir inventer une science comme la Médecine; il nous serait bien avantageux, et aux malades surtout, de la tenir en maître souverain et de nous en servir de même. Mais il faut bien se rendre à l'évidence et ne plus aller au delà du possible.

L'expérience de chaque jour nous prouve assez que chercher à pénétrer trop loin dans les secrets du Créateur, c'est courir à sa perte. Cette règle est sans exception : Broussais lui-même, avec toute son érudition, toute sa facilité, tout son talent, a-t-il pu résister à cette loi qui d'un souffle détruit tout ce qui veut franchir les barrières humaines. Que nous reste-t-il de ce grand homme? Et cependant que de services n'auraient-elles pas rendus, ces belles imaginations, si elles eussent toutes travaillé au même but, à consolider la vraie Science, au lieu de chercher à la saper par des hypothèses; si elles se fussent toutes ralliées à un centre fixe et certain : l'essentialité des Maladies!

Nous l'avons dit, L'homme est le produit de deux facteurs : l'âme et le corps; il est le résultat de cette union intime, inexplicable pour nous, union consubstantielle de la matière et de l'esprit. C'est l'homme qui souffre toujours et non l'âme et le corps séparément. De même que c'est le moi qui pense et qui connaît, de même c'est le moi qui sent, qui se meut et qui digère. L'organe n'est plus un rouage du mécanisme humain ; ce n'est plus l'œil qui voit, ce n'est plus la main qui touche, ce n'est plus l'oreille qui entend, ce n'est plus la langue qui parle, ce n'est plus le cerveau qui pense ; c'est le moi, réunion d'une âme et d'un corps, qui voit, qui touche, qui entend, qui parle, qui pense par le moyen de mon œil, de ma main, de ma langue, de mon oreille, de mon cerveau. Nous pouvons de cette manière saisir le rapport du moral et du physique ; la fonction n'appartient plus exclusivement à l'organe, elle est à l'homme. Ce n'est pas la terre qui produit les plantes, ce n'est pas l'organe qui produit la fonction ; l'un et l'autre sont simplement le terrain sur lequel se passe la vie végétale et la vie fonctionnelle. Ce qui le prouve, c'est qu'il est des plantes qui croissent isolées de la terre, de même qu'il existe des fonctions sans organe propre ; elles sont dites générales et expliquent le sommeil, la volonté, le désir, la passion ; et dans les maladies, la fièvre, la malignité, l'état cachexique, etc.

La vie ne sera donc plus la marche des organes qui composent le rouage humain ; la santé ne sera plus aussi le bon état de ce mécanisme. La vie est un don de Dieu ainsi que la santé ; l'une et l'autre nous ont été données parfaites, nous seuls les avons souillées. Toutes les deux ne sont point la matière, le corps est simplement pour elles l'endroit où l'homme peut constater leur existence. S'il est vrai que l'organe est le siège unique où la fonction doit se passer, il est aussi très vrai qu'il en altère souvent la perfection. La matière est un voile qui limite la puissance de l'homme. Ce que la raison et l'intelligence ne peuvent atteindre, c'est le corps d'ordinaire qui les en sépare. Tout le monde sait, en effet, que nos sens offrent de tous côtés des bornes infranchissables. Ils doivent être les esclaves de la raison et non la dominer, la conduire. Ce n'est pas, malheureusement! ce qui est toujours arrivé, surtout en Médecine. L'inverse a été plus souvent la règle, et les sens, devenus les maîtres, nous ont sans cesse conduit à la confusion d'abord, puis à la négation et à l'absurde.

Nous constatons que la vie existe par les phénomènes visibles qui lui appartiennent, c'est l'action des sens; mais nous sentons aussi que la mort n'éteint pas tout, c'est l'action de l'esprit. Nous voyons que l'âme immortelle et le corps mortel sont actuellement dégradés l'un et l'autre dans la personne humaine, mais nous disons aussi, avec l'Écriture, qu'un jour viendra où cette maison de terre, que nous habitons, tombera et Dieu nous donnera dans le Ciel une autre maison qui durera éternellement. Notre vie, ici-bas, est donc une existence imparfaite par rapport à celle de l'autre monde. Il en est de même de la santé; elle se constate par ses symptômes propres; les énumérer, c'est la définir. Mais l'homme étant né pour le travail et la douleur, comme l'oiseau pour voler, il n'a jamais le bien-être parfait, et la régularité des fonctions n'est jamais complète. Aussi devons-nous, de la même façon, admettre deux santés, l'une parfaite pour la vie future, l'autre imparfaite pour cette terre. C'est que le péché originel impose à la santé certaines bornes qui ne seront brisées qu'à la séparation de l'âme et du corps; lorsque nous laisserons cet exil d'expiation, alors seulement nous aurons la santé parfaite. En ce monde, la souffrance est une nécessité qui ne cesse un seul instant de nous harceler. Mais cette souffrance habituelle ou santé relative, santé humaine, n'est pas la Maladie. Celle-ci constitue un nouvel ordre de souffrances plus graves que la première. L'une affecte l'espèce humaine toute entière, l'autre est propre aux individus : c'est la maladie. Mais toutes les deux ont une même origine : la dégradation de notre nature corporelle, qui tend à la corruption.

La Maladie est comme la vie, comme la santé, comme la souffrance, elle se constate par des symptômes propres, par des affections particulières, mais elle ne s'explique pas plus que les autres. Toute définition de sa nature intime est une hypothèse qui se trouve toujours nécessairement fausse, puisqu'il n'est pas donné à l'homme de sonder ces mystères. Le fini ne peut expliquer l'infini que par ce qu'il en voit; or, en tout, nous n'apercevons que des phénomènes; le fer, par exemple, n'est-il pas un corps dur qui a sa couleur, sa maléabilité, sa ductilité, sa tenacité particulières; énumérer ces apparences, n'est-ce pas définir ce métal? Imitons donc les Chimistes, les Physiciens, et contentons-nous aussi des symptômes et de leur énumération pour tout expliquer.

De plus, les mots ont été créés par nos sens. N'avons-nous pas vu et qui peut ignorer que les sens ne peuvent toucher aux essences intimes? Donc nous n'avons pas même de mots pour exprimer ces choses. Le nom d'un corps n'est, en effet, autre chose qu'une définition raccourcie; nommer et définir est une seule et même opération, nous l'avons dit.

La Maladie, être abstrait, essentiel, immuable, ne peut donc se définir autrement que par l'énumération de ses symptômes, de ses lésions, de leur succession, de leur association, puisque son essence, son nom, se trouvent être l'ensemble bien ordonné des caractères qu'elle présente. L'essence, la définition, le nom, sont donc une seule et même chose pour notre esprit sous deux rapports différents. Si quelqu'un pouvait conserver le moindre doute à ce sujet, je leur citerais les paroles de saint

Thomas : *Essentia est qod significatur per definitionem.* Cette autorité, qui pourra la récuser?

Aussi, voyons-nous tomber une à une toutes les définitions qui veulent prétendre tout connaître. Que le passé nous serve d'exemple pour l'avenir. Ne nous croyons pas plus forts que nos devanciers et cessons de les suivre dans un pareil sentier, laissons complètement de côté cette tendance qui nous porte à tout expliquer, à tout scruter au delà de notre pouvoir. Ce faible des esprits ne tient-il pas à notre orgueil, n'est-il pas le résultat de notre éducation?

Si le Vieillard de Cos n'a même pas cherché à formuler la moindre définition de la Maladie, personne n'osera dire que ce soit par ignorance. C'est que ce génie inspiré avait puisé dans la sainte Écriture la vraie science; son éducation et ses merveilleuses inspirations étaient sorties de ces livres sacrés, la parole du Très-Haut. Il y trouva que des colonnes infranchissables séparent l'homme de Dieu et que les mystères de la Providence nous échappent toujours par un côté. Mais plus tard la perversion se mit parmi nous, nous n'écoutâmes plus la voix du Seigneur, nous voulûmes nous élever trop haut et nous sommes tombés plus bas. Tout le monde, en effet, trouve des défauts à la définition de son voisin, et, chose étrange, personne ne peut résister à son amour-propre, à sa prétention, et formule, malgré tout, une définition de nature à propos de la Maladie. Le Symptôme ou le désordre dans l'exercice d'une fonction, la Lésion ou le désordre dans la disposition matérielle des parties, ont été tour à tour ou simultanément confondus avec la Maladie. De là ces explications hypothétiques sous mille formes, dont le temps et le bon sens ont toujours eu raison. La Maladie n'aurait donc plus d'essence propre? Il n'y aurait plus de Maladie, on ne verrait que des malades, des organes lésés. Où trouver alors l'objet de la Médecine? Aussi m'est-il facile de comprendre comment Bichat lui-même a pu s'écrier : *On dit que la pratique de la Médecine est rebutante; je dis plus, elle n'est pas, sous certains rapports, celle d'un homme raisonnable!* Et l'on n'est plus étonné d'entendre M. Cousin déclarer, avec l'assentiment de la *Presse Médicale*, que la Médecine n'est point une science, mais bien un empirisme. (*Discus. à la Chambre des Pairs*).

« Demandez au premier Praticien venu qu'elle est la Doctrine médicale qui règne actuellement en France, il vous répondra, dit M. le professeur Forget, de Strasbourg, qu'il n'en existe aucune; que la science est mise en question, que l'art est livré à l'individualisme le plus déhonté, à l'anarchie la plus effrénée. Ce chaos de l'art moderne est particulièrement mis en relief par ce qui se passe actuellement à l'endroit de l'épidémie qui depuis vingt ans a plus de trois fois ravagé la France. La Nosologie, et surtout la Thérapeutique du Choléra, sont tout à la fois l'exemple le plus éclatant de la confusion des idées et la plus sanglante satire de l'esprit médical..... A l'occasion du moindre fait pratique, le Néophite se sent défaillir au milieu de tant d'opinions contradictoires; dépourvu de convictions scientifiques, il agit sans fermeté, et, mécontent de lui-même et de l'art, il finit par s'abandonner aux chances aléatoires d'un empirisme dégradant. » Pouvait-on peindre sous un plus sombre aspect le but qui s'offre à ceux qui suivent cette voie, qui n'admettent pas de bornes au raisonnement physiologique et matériel? Si l'on croit à quelque chose ici-bas, c'est qu'on ne suit pas toujours ce terrible sentier du Matérialisme. Voyons, en effet : Vous croyez au nombre, base sur laquelle vous asseyez l'édifice des sciences que vous appelez exactes. Sans lui, plus de mathématiques.

Eh bien ! quel être mystérieux, à qui serait accordé la faculté de vivre toujours, pourrait achever de prononcer le nombre qui contiendrait les nombres infinis dont l'existence vous est démontrée par votre pensée? Vous ne savez ni où le nombre commence, ni où il s'arrête, ni quand il finira. Ici vous l'appelez le temps, dit Balzac, là vous l'appelez l'espace. Rien n'existe que par lui ; sans lui, tout serait une seule et même substance; car lui seul différencie et qualifie. Le nombre est à votre esprit ce qu'il est à la matière, un agent incompréhensible. Les plus petites comme les plus immenses créations, ne se distinguent-elles pas entre elles par leurs qualités, par leurs quantités, par leurs dimensions, par leurs forces, tous attributs enfantés par lui? Le Mathématicien vous dira que l'infini des nombres existe et ne se prouve pas. Son existence dépend de l'unité qui, sans être le nombre, les engendre tous. Pourquoi, si vous croyez au nombre, niez-vous la Maladie? Vous voyez bien que les sens ne nous dirigent pas quand il s'agit de croire à ces choses ? Eh quoi ! vous ne pouvez ni mesurer la première abstraction que Dieu vous a livrée, ni la saisir, et vous voulez soumettre à votre mesure les fins du Créateur Suprême? En Géométrie, nous devons aussi quelquefois mettre de côté nos sens. N'y raisonnons-nous pas sur cet axiôme : La ligne droite est le plus court chemin d'un point à un autre? Et cependant, en Astronomie, il est prouvé que Dieu n'a procédé que par des courbes. Qui prononcera donc entre la Géométrie rectiligne et la Géométrie curviligne? Le boulet que l'homme veut diriger en ligne droite marche par la courbe. L'une est la Théorie des créations finies, l'autre est la Théorie de l'infini. Nous ne devons certes pas compter sur nos sens pour résoudre ces difficultés. Poursuivons, et nous trouverons encore à constater cette vérité. La nature n'a que des corps, notre science n'en combine que les apparences. Les substances les plus lourdes peuvent être soulevées par des fluides impondérables. Connaissez-vous le procédé simple et naturel qui change la lumière en rubis, en saphir, en opale, en émeraude au cou d'un oiseau des Indes, tandis qu'elle est grise et brune sur celui du même oiseau vivant sous le ciel nuageux de l'Europe, ni comme elle reste blanche au sein de la nature polaire? Nos sens peuvent-ils nous en donner la raison ?En Physique, il est aussi des cas où nous devons ne pas nous en servir si nous ne voulons nous perdre. Est-ce dans nos organes ou par leur intermédiaire que nous reconnaissons une force externe, distincte des corps et auxquels elle communique le mouvement? Nous en voyons les effets, mais qu'est-ce? où est-elle? a-t-elle des limites? Enfin n'est-ce pas un acte de foi?

C'est pourquoi je ne cesserai de dire : Ne marchons plus dans ce chemin qui nous conduit au doute d'abord, puis à la négation! Sachons donner à César ce qui appartient à César, aux sens ce qui appartient aux sens; mais laissons à la Raison, à l'Esprit, ce qui appartient à la Raison, à l'Esprit! La Maladie, objet de la Médecine, devient alors possible. Comme la santé, elle est une manière d'être de l'homme, une affection de la personne humaine, une essence invisible dans sa nature intime.

Mais, si tout est essence en Médecine, si les Maladies ne peuvent être définies, c'est-à-dire expliquées, comment l'homme, le Médecin, peut-il arriver à les étudier, à les reconnaître, à les soigner, à les guérir? Comment peut-il agir sur ce qu'il ne peut ni toucher ni voir? Cette question pourrait sans doute paraître spécieuse tout d'abord; mais, en y réfléchissant un peu, on voit bien vite qu'elle n'ébranle en aucune manière l'Essentialité des Maladies. *Là où la faute abonde,* dit l'Écriture, *la miséricorde surabonde;* et la Thérapeutique, cette branche de la Médecine qui s'occupe des soins à donner aux malades, devient encore un rayon de la miséricorde Divine. « Honorez le Médecin, dit le Saint-Livre, car c'est le Très Haut qui l'a créé. C'est lui aussi qui a produit tout ce qui guérit. Il a donné aux Médecins la science, afin qu'ils l'honorassent dans ses merveilles. Il s'en sert pour apaiser les douleurs et les guérir. Mon fils, donnez lieu au Médecin, car c'est le Seigneur qui l'a créé, et qu'il ne vous quitte point parce que ses secours sont nécessaires. En effet, il y a un temps où vous devez tomber entre les mains des hommes de l'art; et ils prieront eux-mêmes le Seigneur, afin qu'il les dirige, à cause de leur bonne vie, au soulagement et à la santé qu'ils veulent vous procurer (1). » Nous devons et pouvons donc croire à la Médecine, à la Thérapeutique et aux Médecins.

Pourquoi n'en serait-il pas ici comme pour les autres sciences? Jetons, en effet, nos regards sur les autres branches des connaissances humaines, et, dans les questions les plus positives des sciences dites positives, n'avons-nous pas toujours quelque chose qui ne puisse se prêter aux explications, résultat de l'action de nos sens? Nous l'avons prouvé déjà, prouvons encore mieux. Parce que nous n'expliquons pas les axiômes mathématiques, parce que nous ne pouvons trouver le rapport réel de la circonférence au diamètre, parce que nous ne pouvons rencontrer le carré égal au cercle, devons-nous nier les Mathématiques? Parce que nous ne pouvons comprendre comment et pourquoi les astres suivent si rigoureusement leur cours, parce que nous ne pouvons voir qui occasionne ce mouvement si régulier, devons-nous nier l'Astronomie? Parce que nous ne pouvons ni voir ni toucher l'électricité, devons-nous nier la Physique? Parce que nous ne pouvons comprendre ni la fé-

(1) Eccl., ch. XXXVIII.

condation ni la croissance des plantes, devons-nous nier la Botanique? Par la même raison, parce que nous ne pouvons ni voir ni toucher l'essence intime de la Maladie, parce que nous ne pouvons ni la définir ni l'expliquer dans sa nature intime, devons-nous nier la Médecine? Fonctions lésées, organes lésés, voilà ce qui frappe nos sens dans les Maladies, mais ne se trouve être que l'ombre du Mal.

Si cette logique ne paraissait pas encore suffisante, nous pourrions ajouter, pour prouver la possibilité, la nécessité même de la Thérapeutique : En Botanique, par exemple, ne voyons-nous pas, tous les jours, des plantes s'étioler, puis périr si elles sont placées dans un terrain qui ne leur est pas propice; ne les voyons-nous pas, au contraire, croître et embellir sur le sol qui leur convient? Cependant les Botanistes, pas plus que les Médecins, n'en connaissent le pourquoi. L'expérience nous a fait acquérir des données sur lesquelles l'homme de l'art doit se baser, mais qu'il ne lui est pas permis de comprendre, d'expliquer. Pourquoi, en effet, lorsque toutes les plantes, en général, aiment la chaleur, pourquoi en est-il qu'il faut nécessairement mettre au nord et conserver à l'ombre? Pourquoi le camélia dépérit-il au midi et au soleil? Pourquoi l'eau convient-elle à tel arbre et fait-elle périr tel autre? Avez-vous vu des nénuphars sur les montagnes arides et des bruyères dans les marais? Mettez un peuplier sur le Liban et le cèdre près d'une rivière, et dites-moi pourquoi ces deux arbres vont dépérir; intervertissez leur place, pourquoi deviendront-ils géants? Pourquoi le verre et les métaux ne dégagent-ils pas, sous la même influence, la même électricité? Ce sont des faits, ils nous appartiennent, à Dieu les explications!

Sachons donc que toute science, malgré son positivisme le plus apparent, n'est nullement une science positive dans l'acception rigoureuse du mot. Cependant, celui qui nierait la Botanique, la Physique, la Chimie, les Mathématiques, etc., tout le monde l'enverrait à Bicêtre ou à Charenton. Pourquoi en agit-on autrement par rapport à la Médecine? Ne voit-on pas, chaque jour, au lit du malade, que les Maladies existent? Est-ce qu'elles n'ont pas été de tous temps? Aujourd'hui ne sont-elles pas les mêmes qu'autrefois? Est-ce que la vie est une fiction? est-ce que la santé est une erreur? Pourquoi, alors, les savants, qui siègent à l'Institut, semblent-ils ne pas connaître ces vérités.

Certes, la Médecine existe avec son objet, la Maladie; avec son but, la Thérapeutique. Les Saintes Ecritures, les résultats, la tradition, même païenne, la pratique journalière, tout nous le prouve. Enfin, l'analogie avec les autres sciences nous montre assez que nous n'avons pas de bonnes raisons pour l'exclure de son rang.

Qui va maintenant nous diriger dans l'étude de la Thérapeutique? Les indications, seuls moyens que nos sens peuvent exploiter; et l'expérience servira à constater jusqu'où peuvent aller les vertus et l'efficacité que la miséricorde de Dieu accorde aux médicaments. Les Médecins doivent soigner les malades, et leurs sens doivent servir à constater ce qui a été utile dans telle ou telle circonstance, nuisible dans telle autre. Donc, l'Expérience, bien comprise, doit être admise par tout le monde; chacun a droit d'y venir puiser, chacun doit y porter son tribut. Les plantes avec leurs vertus et tous les moyens thérapeutiques nous ont été donnés pour nous en servir, à l'homme d'en faire bon usage. Dans l'art de guérir, tout est bon, tout est mauvais, c'est une arme à double tranchant qu'il faut savoir manier. De même que le jeune homme apprend à tenir l'épée, que l'écolier apprend à lire, de même l'étudiant apprend à guérir. Chacun profite des leçons du maître, c'est-à-dire chacun puise dans l'expérience du passé.

Vous le voyez, je ne prétends nullement dire que l'on doive marcher en aveugle, comme des empiriques. L'expérience, en Médecine et partout, ne veut pas des essais criminels. Ayons toujours présent à la mémoire la réponse de Boyer à son gendre, qui lui proposait de tenter de hardies mais terribles opérations : « Mon ami, faites cela tant que vous voudrez, *mais sur des chiens et jamais sur des hommes!* » C'est aussi un des préceptes de l'Évangile : *Fais à autrui ce que tu voudrais qui te fût fait.* La Médecine et la Chirurgie peuvent alors marcher et s'élever vers la vérité. Nous n'aurons plus à enregistrer si souvent de ces tentatives où l'habileté de l'opérateur ne tient pas lieu de prudence. C'est assez dire, je crois, que l'expérience doit être raisonnée. Il est des indications reconnues, il faut les suivre; il en est à rectifier, d'autres à établir, il faut travailler *scientifiquement* à remplir les lacunes. En un mot, faisons de la Médecine et non de l'Empirisme!

La Thérapeutique n'est autre chose que la science des indications, des médications et de leurs rapports. Cherchons ces trois choses et nous travaillerons au progrès de notre art : *Sic itur ad astra* (Nous arriverons ainsi jusqu'au faîte de la science). Quand nous aurons recueilli des données certaines, il nous sera permis d'avoir recours à l'expérience, devenue dès lors, et seulement alors, le vrai *criterium* de la vérité. Le travail ainsi entendu devient utile, il est scientifique et impérissable, il est naturel et il est vrai. Laissons là cet esprit philosophique, sceptique, matériel, cet esprit à la mode qui dénature tout pour tout détruire, qui se rit de tout s'il ne peut attaquer de front. Ce qui a fait dire avec raison à un auteur moderne : *L'esprit est l'ennemi du beau!* Chercher à *faire de l'esprit* en science, c'est remplir le rôle de la calomnie chez Bazile. Ici, l'on attaque et l'on tue l'homme honnête; là, on sape, on ébranle, on abat la vérité! C'est vouloir élever une nouvelle tour de Babel où le langage et la conviction ne marchent plus de pair, où personne ne peut plus se comprendre, où chacun ne doit plus se reconnaître soi-même!

Il ne faut cependant pas que la science reste sans avancer, il faut qu'elle fasse des progrès. La marche que nous avons indiquée est la seule qui permette d'arriver; tout le monde portera son grain de sable au grand Edifice médical, qui s'élèvera de jour en jour et de plus en plus. Laissons passer et n'imitons pas ceux qui font table rase de la Tradition, ceux qui se croient assez forts pour tout détruire et se mettre à la place. Cherchons à augmenter, mais n'abattons pas les fondements. C'est Dieu qui nous dirige dans nos recherches; même, quelquefois, dans sa sollicitude, il met à notre insu, dans nos mains, un moyen excellent. « N'est-ce pas ainsi, dit le docteur Frédault, que nous avons trouvé le mercure, le soufre, le quinquina, l'ipécacuanha, l'antimoine, et une foule de médicaments. » Dieu est toujours notre Mentor par excellence, et quand il déjoue nos recherches scientifiques, c'est parce qu'elles doivent servir de marche-pied pour élever trop haut notre orgueil; c'est alors qu'il nous laisse aller seuls, et nous nous perdons. Sans lui, rien n'est possible. Est-ce qu'une grande partie des découvertes n'ont pas été fortuites? Ne savons-nous pas que Resting, médecin Russe, prit spontanément la fantaisie de manger des fruits de ronce ordinaire et se guérit d'une Hydropisie générale qui avait résisté à tous les remèdes? Ne savons-nous pas qu'un Anglais, dont parle Zimmermann, fut affranchi subitement d'un violent accès de goutte au pied par un vomissement inattendu d'une pinte d'eau verdâtre aussi âcre, aussi pénétrante que l'acide minéral le plus insupportable. *Natura per se sibi vias invenit, et inerudita ea quæ conveniunt efficit,* dit le Divin Vieillard de Cos. Remplacez *Natura* par *Deus*, et vous aurez la vérité ; elle était connue depuis l'enfance la plus reculée de notre Art.

Dautres fois encore la Divinité s'est servie de moyens bien plus surprenants pour nous mettre sur la voie des découvertes. Les fastes de la science nous disent que les Médecins d'Égypte apprirent de l'hippopotame l'usage de la saignée ; de l'ibis, l'emploi des clystères ; du chien, les avantages du vomissement. C'est encore à ce fidèle compagnon de l'homme que nous devons l'usage de la salive dans les ulcères ; aux cerfs, l'emploi des plantes vulnéraires ; aux belettes, les bons effets de la rue contre le venin des aspics ; aux sangliers, l'usage du lierre pour guérir les plaies ; à l'ours, celui des fourmis et de l'arum pour réveiller l'appétit au printemps ; aux moutons, les avantages des pierres salées et urinaires contre les vers du foie ; à certains singes d'Amérique, l'emploi de plusieurs feuilles astringentes contres les blessures et de la gomme des arbres pour étancher le sang, etc, etc. Ne savons-nous pas aussi que divers bestiaux hydropiques ont retrouvé la santé en avalant des terres ferrugineuses bien avant qu'il nous fût venu l'idée de les employer.

Il ne faut cependant pas s'attendre à ce que la science nous arrive toujours ainsi ; il faut travailler et sans cesse fouiller le terrain où nous pouvons chercher. Le Très Haut, s'il le juge nécessaire, secondera nos recherches, fera trouver entre nos mains ce qui nous est utile, et couronnera ainsi notre travail par le succès. Ayons donc toujours présente à notre esprit cette maxime : *Aide-toi, et Dieu t'aidera*, et nous ne tomberons jamais dans la paresse. En un mot, faisons comme dans toutes les autres sciences : l'homme n'a pas créé l'électricité, mais il en cherche et trouve chaque jour les mille applications ; le Médecin n'a pas créé les médicaments, mais il doit sans cesse en chercher les vertus thérapeutiques. Sans doute, le Grand Dispensateur nous cache la raison qui fait que l'électricité parcourt si vite les distances et que tel moyen guérit telle maladie. Le pourquoi et le comment des choses, touchant à leur essence intime, ne doivent jamais tomber sous nos sens. Est-il vrai que l'émétique agit comme antiphlogistique? Tel qui le soutient est combattu par tel autre. Qu'il en soit pour tous les médicaments comme pour le Quinquina : constatons et n'expliquons pas.

En résumé, nous sommes éclectiques et non empiriques, nous ne supprimons pas la tradition, nous voulons les principes. Mais nous laissons de côté ces mille travaux inutiles qui nous conduisent, avec leur auteur, au scepticisme le plus déhonté, et qui font dire à M. Malgaigne, en pleine séance académique : *Absence complète de doctrines scientifiques en Médecine, absence de principes dans l'application de l'art, empirisme pur partout ; voilà l'état de la Médecine!* Nous disons, au contraire, que l'expérience des vieux temps a donné, établi des indications, des contre-indications, il faut les respecter. Ces données ont survécu aux temps, elles ont été commentées, discutées, distillées, passez-moi l'expression, pour arriver jusqu'à nous. Aussi ont-elles plus de poids que ces mille inventions qui meurent dès leur naissance. Souvent, sans doute, les explications les plus ridicules ont fait abandonner de grandes vérités. C'est pourquoi il est nécessaire, d'une saine raison, d'un jugement droit, pour pouvoir trier le bon du mauvais, le froment de l'ivraie, et savoir en faire usage. Je l'ai dit, les faits restent, les explications meurent.

J'appelle donc à notre aide la tradition, l'observation, le raisonnement et l'expérience; mais le tout sans idée matérielle. Nous devons, surtout, ne pas franchir les limites du possible; nous devons ne pas courir, tête baissée, avec nos sens pour seul flambeau, après des hypothèses plus fausses les unes que les autres et qui ne doivent ni ne peuvent vivre un seul jour. En un mot, nous devons travailler à trouver et non à expliquer. Le champ est encore assez vaste pour que tout le monde puisse y venir glaner.

Aussi ne suis-je pas de l'avis de ce philosophe qui disait que la doctrine, qui pour expliquer les actions humaines, les rapporte à une cause occulte dont elle suppose l'existence et dont elle ne peut assigner la nature ni le mode d'action, ne fait que paralyser nos facultés intellectuelles et retarder le développement de nos connaissances, tandis que le vrai moyen d'accélérer le perfectionnement de l'esprit humain est de croire que la perfectibilité est indéfinie, que les progrès des sciences sont illimités et qu'il n'est rien dans la nature dont on ne parvienne un jour à connaître la cause (1). Je ne prétends pas non plus, comme M. Dumas, de Montpellier, que *les choses abstraites égarent l'esprit.* Je dis, au contraire, que la doctrine qui reconnaît une puissance occulte, invisible, inexplicable, ne peut être accusée de paralyser notre intelligence, de retarder le développement de nos connaissances; bien loin de là, elle prête son appui à tous les genres de science, elle élève notre imagination, elle agrandit la sphère de nos idées, enfin, nous affranchissant *de la folle pensée que rien n'est au dessus de notre compréhension* (2), elle fait que nous dirigeons toutes nos recherches vers les seules vérités naturelles qu'il nous est possible de connaître. En un mot, cette doctrine des Spiritualistes a produit les plus grands hommes, ce qui prouve qu'elle est loin d'éteindre le génie; sans compter les pères de l'Église, les orateurs chrétiens, saint Thomas, Bossuet, n'avons-nous pas Newton, Leibnitz, Palcal,

(1) Draparnaud.

(2) Locke.

Malbranche, Buffon, etc. Certes, sans leurs convictions religieuses, ces grandes imaginations ne seraient jamais montées si haut. Le sublime Bossuet n'a-t-il pas puisé toute son éloquence dans les livres saints? Il faut bien croire pour bien dire. Or, sur quoi le Matérialisme peut-il jeter des fondements solides? Qu'est-ce que nos sens peuvent donner comme certain? Ils ne voient que des apparences! Tout le reste sera donc hypothèse? Revenons alors, revenons à ces modèles qui, avec leurs convictions profondes, sont allés si loin; croyons à ce qu'ils ont cru et ne rougissons pas de les voir de loin à notre tête. Vous le voyez, je partage complètement l'avis de Tertullien, qui affirme *qu'il n'y a pas d'hérésie qui ne doive son origine à la Philosophie* (1); aussi appelle-t-il les Philosophes *les Patriarches des Hérétiques* (2). Enfin, je soutiens que la Religion est la mère de toutes les sciences; elle doit donc avoir le pas sur la Médecine. On comprend maintenant comment Châteaubriand a pu demander ce que serait aujourd'hui la société si le Christianisme n'eût point paru sur la terre. J'ajoute, que serait la science de l'homme? que serait la Médecine sans les révélations chrétiennes?

Nous concluons, dès lors, que non seulement le Médecin doit être chrétien, mais encore il faut que la Médecine soit chrétienne : *Medicus sit Christianus, Medicina sit Christiana*. C'est à cette seule condition que notre art deviendra une science réelle, dont les vérités métaphysiques sortiront de la Religion comme du sein d'une mère. En effet, l'homme, sans le Christianisme, que serait-il? C'est alors que M. le professeur Bérard aurait raison en disant que nous sommes *des mammifères monodelphes bimanes* (3), et

(1) Tertullien contre Hermog. et contre Pélog.

(2) Corinth. I, IX, 9.

(3) Leçons de Physiologie.

MM. Littré et Robin en écrivant, dans leur *Dictionnaire de Médecine*, que l'homme est un *animal mammifère, de l'ordre des primates, famille des bimanes, caractérisé taxonomiquement par une peau à duvet et à poils rares; le nez saillant au-dessus et en avant de la bouche, qui est pourvue d'un menton bien distinct*; *oreille fine, bordée, labulée; cheveux abondants; pieds et mains différents, nus ou à peine duvetés, des muscles fessiers saillants au dessus des cuisses; une jambe à angle droit sur le pied, avec des hanches saillantes, par suite de l'insertion du col du fémur à angle presque droit sur le corps de l'os* (1). « Il est difficile, dit le docteur Milcent, d'exprimer le sentiment qu'inspire la lecture de cette définition. *Une peau à duvet et à poils rares, des muscles fessiers au dessus des cuisses, une jambe à angle droit sur le pied avec des hanches saillantes*, voilà donc ce qui distingue l'homme des autres animaux? Que nous sommes loin de toutes les définitions connues : l'homme est un animal raisonnable, c'est une intelligence servie par des organes (Bonald, Béclard). *Homo corpore terreno et mortali utens* (Saint Augustin). *Homo animal rationnabile, capax scientiæ, politicum et religiosum*. L'homme est un animal raisonnable, capable d'instruction, social et religieux (Aristote). » Et cependant c'est à l'École de Médecine de Paris, c'est à l'Institut que nous trouvons ces nouvelles mais misérables peintures qui nous matérialisent ouvertement et qui s'opposent à ce que les jeunes intelligences puissent reconnaître celui de qui le Créateur de toutes choses a dit : « Faisons l'homme à notre image et à notre ressemblance. » Pourquoi sommes-nous arrivés à ce degré de dégradation? c'est que nos maîtres, dans les Écoles, ont trop de science pour se fier à la raison; c'est qu'ils sont

(1) Dictionnaire de Nisten, *entièrement refondu* par MM. Littré, de l'Institut, et Robin, agrégé de l'Ecole de Médecine de Paris.

trop sûrs de la perfection illimitée de leurs sensations. Et les disciples ne marchent-ils pas, presque toujours, à la suite des maîtres? *Dites-moi qui vous suivez, je vous dirai qui vous êtes!*

Lorsque la Médecine prendra, au contraire, sa place hiérarchique parmi les sciences humaines, ses ministres deviendront meilleurs et se feront remarquer et respecter par leur conduite et leurs mœurs; nouveau sacerdoce où l'on se vouera aux soins des malades, art sublime où tout est grand parce que tout est divin. On ne trouvera plus ces jalousies si pernicieuses, ces rivalités si préjudiciables; tous ensemble nous concourrons au même but : la guérison des malheureux souffrants. Nous sommes l'instrument de la Providence au lit du malade et rien de plus. Ce n'est pas nous qui créons, nous employons ce que Dieu nous a donné, et c'est à lui que tous les succès doivent revenir. Hippocrate a dit : *Lorsque la Médecine réussit, c'est à la Divinité qu'elle en est redevable;* Ambroise Paré s'est écrié : *Je le pensay, Dieu le guârit.* Enfin, quand il s'est agit de trouver la cause déterminante de l'accouchement, Avicenne a formulé cette réflexion modeste et résignée : *Au temps fixé, l'accouchement se fait par la grâce de Dieu.* De tous temps, les anciens comme les modernes ont, en général et malgré tout, rencontré à chaque pas le brâsier de la puissance Divine, qui consume l'imprudent que l'égoïsme pousse trop près de ses rayons. Celui, au contraire, qui se tient modestement à distance profite de cette chaleur bienfaisante, de cette lumière qui répand partout une clarté suffisante et chasse devant elle l'obcurité apportée par les audacieux.

Pourquoi, alors, un confrère qui regarde son malade comme perdu, qui le déclare sans ressources, pourquoi dis-je, refuse-t-il de le confier à son collègue appelé avec lui? Cependant, selon Clerc, *rien n'est plus opposé aux pro-*

grès de la Médecine que ces jalousies, ces haines qui la divisent et qui font quelquefois, je frémis de l'avouer ! abandonner ou sacrifier un malade au lâche et meurtrier dépit de le voir guérir par un autre (CLERC. — *Hist. de l'Homme malade*).

Permettez, maintenant, que je m'étonne de rencontrer des Médecins pleins de savoir, de facilité, qui osent mettre tous leurs efforts, tout leur travail, toutes leurs veilles, non seulement à défendre qu'il soit permis de placer en présence la Religion et la Science, mais encore à jeter l'anathème sur tous ceux qui ne craignent pas de s'engager dans cette route où mon maître nous dirige et où le doute ne peut nous atteindre. La colère et la violence que l'on met à nous poursuivre prouvent bien suffisamment que la puissance est aux abois. Le sanglier qui se défend est bien près de sa mort. *Tout ce qui est violent n'est ni naturel, ni durable ; tout ce qui est durable est naturel* (HARINGTON). Si l'Organicisme n'eût point tremblé dans ses fondements, si la crainte n'était pas de ce côté, croyez-vous que M. le professeur Bouillaud se fût levé à l'Académie, lors de la discussion sur le Vitalisme, pour prononcer des paroles si véhémentes. La vérité ne cherche qu'à prouver, elle ne foudroie jamais. Orfila, en cédant sa place de doyen à la Faculté de Médecine de Paris, aurait pu nous donner la clef d'une pareille fureur. A qui reviennent donc les vers du poète, qu'on a bien voulu nous appliquer :

Le Nil a vu sur ses rivages
Les noirs habitants des déserts
Insulter, par leurs cris sauvages,
L'astre éclatant de l'univers.
Cris impuissants, fureurs bizarres !
Tandis que ces monstres barbares
Poussaient d'insolentes clameurs,
Le dieu, poursuivant sa carrière,
Versait des torrents de lumière
Sur ses obscurs blasphémateurs !

Il est ainsi très facile à tout le monde de pouvoir apprécier le rôle que les sens doivent jouer en Médecine. Si on leur permet de courir sans frein, sans maîtrise, ils nous égarent toujours dans des sentiers perdus, dont nous ne pouvons jamais sortir. Car il est presque aussi difficile de revenir sur ses pas, d'avouer son erreur et même de regarder derrière soi, surtout quand la fortune nous sourit, quand elle nous porte au faîte de la puissance et des honneurs, que de faire marcher un paralytique par notre seul regard. Du doute, l'orgueil et l'égoïsme nous poussent à la négation absolue, que peu de gens, en général, n'avouent et ne proclament hautement vu son absurdité, et que presque tous cependant exploitent à merveille.

Non seulement la raison, saine et puissante, doit dominer les sens, mais encore ne voyons-nous pas tous les jours qu'il lui est permis de les suppléer lorsqu'ils nous font défaut. Qui ne sait que les aveugles *voient* par leurs mains? Qui peut dire, au contraire, qu'un sens puisse tenir place de la raison? Aux organes, les phénomènes et les apparences matérielles de l'univers entier; à la raison, ce frein qui nous arrête au bord du précipice, qui nous dirige dans la bonne voie; à la raison, ce rayon de la lumière céleste qui nous montre le mystère, qui nous permet d'y croire, mais qui ne peut nous y conduire, nous le faire toucher; voilà, pour la Médecine, la dégradation, en ce monde, de notre corps et de notre âme.

Malgré les limites restreintes que je me suis imposées, j'ai dû, je crois, parvenir à mon but : prouver que la Médecine est une science pratique, un art qui ne découle ni du raisonnement ni de l'observation, résultat de nos sensations; mais qu'elle nous vient uniquement du Très Haut, *qui a créé le Médecin et lui a donné la science* (Eccl.).

www.ingramcontent.com/pod-product-compliance
Ingram Content Group UK Ltd.
Pitfield, Milton Keynes, MK11 3LW, UK
UKHW021133230726
13926UKWH00002B/769

9 782013 596664